Die Cholera,

ihre Ursachen, ihre Verbreitung, ihre Abwehr und ihre Heilung.

Vermuthungen

nicht blos für Aerzte geschrieben

von

Dr. Ludolph von Beckedorff.

Berlin.

Verlag von Veit und Comp.

1848.

Vorrede.

Die kleine Schrift, welche hier der Prüfung der geneigten Leser und der nachsichtigen Beurtheilung der Sachverständigen übergeben wird, ist schon im Jahre 1831 geschrieben. Ihr Verfasser lebte damals in landwirthschaftlicher Zurückgezogenheit auf seinem Gute in Hinterpommern, wo ihn bei Annäherung der Cholera seine Mitstände zu einem der Commissarien erwählt hatten, welche nach höherer Anordnung in jedem landräthlichen Kreise bestellt wurden, um die Maassregeln sowohl zur Abwehr der Seuche, als auch bei ihrem wirklichen Ausbruche zu leiten.

Der Kreis, in welchem sein Gut liegt, blieb nicht verschont; die Krankheit brach an zwei Orten, auf einem Dorfe und in einer Stadt, aus, wurde jedoch beide Male durch strenge Absperrung der angesteckten Häuser mit Erfolg unterdrückt; in dem ihm selbst zugewiesenen Bezirke aber kam sie gar nicht zum Ausbruch. Doch ward die ihm auferlegte Pflicht für ihn eine Veranlassung, über die eigenthümliche Beschaffenheit des Uebels, welches er möglicher Weise zu bekämpfen berufen war, sich nach bestem Vermögen wenigstens eine einigermassen klare Ansicht zu verschaffen, wobei ihm die medicinischen Studien seiner früheren Jahre, die auch nachmals ihr Interesse für ihn nicht verloren hatten, zu Hülfe kamen.

So entstand diese Abhandlung. Sie sollte schon damals veröffentlicht werden, wurde aber zurückbehalten, theils um nicht die Fluth von Schriften, die sich über den Gegenstand ergoss, noch mehr anzuschwellen, theils weil ihr Verfasser bei der grossen Mannichfaltigkeit und Verschiedenheit in den Meinungen der Sachverständigen über Wesen, Entstehung, Verbreitung, Abwehr und Heilung der räthselhaften Krankheit nicht hoffen durfte, seiner Ansicht allgemeinere Geltung zu verschaffen.

Doch theilte er sie mehren Aerzten seiner Bekanntschaft, unter anderen auch dem Herrn Sanitätsrath Dr. Strahl mit, der noch im Besitze einer Abschrift des Manuscripts sich befinden wird.

Er würde indessen dieser Arbeit sich schwerlich wieder erinnert haben, wenn nicht die Wiederannäherung des gefürchteten Uebels sie in sein Gedächtniss zurückgerufen und hn bewogen hätte, sie aus ihrem siebzehnjährigen Verschlusse hervorzuholen.

Er hat sie wieder durchgesehen und — man verzeihe ihm die kleine Selbstgefälligkeit — gefunden, dass sie ganz verständig und klar abgefasst sei und dass er sich noch heute zu ihrem Inhalte, insonderheit was den Punkt der Contagiosität betrifft, bekennen könne. Und so trägt er denn auch kein Bedenken, sie jetzt noch und zwar in fast ganz unveränderter Gestalt der Oeffentlichkeit zu übergeben.

Indessen kann er sich auch nicht verhehlen, dass seine Ansicht noch heute mancherlei Zweifeln und direktem Widerspruche begegnen werde und vielleicht am meisten von denen, welche die reichsten Erfahrungen gesammelt und mit der genauesten Sorgfalt beobachtet haben.

Die Erscheinungen dieser Krankheit in ihren verschiedenen Stadien sind so widersprechend, die Aufeinanderfolge dieser Stadien ist oft so rapide, dass es überaus schwer werden muss, zu einem vollständigen typischen Bilde der Krankheit zu gelangen. Gerade den erfahrensten Aerzten hüllt sich daher das Wesen der Cholera noch immer in ein räthselhaftes Dunkel und sie wollen lieber — und nicht mit Unrecht — nach Mitteln der Hülfe sich umsehen, als auf theoretische Erklärungen sich einlassen.

Vielleicht aber werden diese wenigen Bogen mindestens ein Anlass zu neuer ruhiger Erwägung der jedenfalls wieder drohend wichtig gewordenen Sache.

Der Verfasser.

Vorbemerkung.

Der dieses schreibt, ist nicht ausübender Arzt, hat niemals einen Cholera-Kranken gesehen, hat von den unzähligen Schriften über die Cholera keine andere gelesen, als das vor dem Ausbruche in hiesigen Landen erschienene Büchlein, welches die Doktoren Horn und Wagner in Berlin herausgegeben, und kürzlich die beiden ersten Hefte des Cholera-Archivs der Berliner Aerzte; auch hat er keine andere mündliche Belehrung über dieses Uebel erhalten, als die ihm aus deu Gesprächen mit einigen Aerzten der Nachbarschaft zu Theil geworden, welche bei einem einzelnen schnell unterdrückten Ausbruche fünf Patienten zu behandeln gehabt haben. Doch hat er die im Preussischen publicirten amtlichen Bekanntmachungen, die Cholera betreffend, so wie viel von dem, was die Berliner Zeitungen und namentlich die allgemeine Staatszeitung über dieselbe enthalten haben, mit Aufmerksamkeit gelesen und sich daraus im Stillen eine Ansicht über Ursache, Verbreitungsart, Abwehr und Heilung dieser Krankheit gebildet, die ihm haltbar und consequent zu sein scheint. Er trägt daher auch kein Bedenken, mit seiner Meinung öffentlich aufzutreten. Es kann sein, dass er irret, und dann theilt er dieses Schicksal wahrscheinlich mit vielen Hunderten, die auch über die Cholera geschrieben haben; es kann aber auch sein, dass er nicht irret, und dann hofft er durch diese Schrift sich einiges Verdienst zu erwerben.

Da er nicht blos für Aerzte schreiben will, sondern auch für alle diejenigen, die über Erscheinungen der Natur und also auch über Krankheiten und Seuchen, und deren Wesen und Ursachen nachdenken und urtheilen mögen; so muss er zur verständlichen Begründung seiner Ansicht etwas weiter ausholen.

I. Einleitung.

Dass die Leber zur Bereitung der Galle dient, weiss Jedermann. Die grösseren Aeste der Blutadern aus Gedärm, Netz, Magen und Milz vereinigen sich zu einem einzigen Stamme, nämlich der Pfortader, und diese, nachdem sie in die Leber eingetreten ist, verzweigt sich wiederum vielfach und ergiesst ihr Blut in die drüsige Substanz der Leber zu dessen Zersetzung und zur Bereitung der Galle; nach deren Aussonderung das von seinem Ueberschusse an kohlenstoff-wasserstoffigen Bestandtheilen und von Fett befreiete Blut von den kleineren Blutadern der Leber aufgenommen wird, um sich aus diesen in grössere Stämme zu sammeln, welche es zuletzt in die unmittelbar in's Herz eintretende untere Hohlader führen. Also: aus dem Blute der Pfortader wird die Galle ausgesondert und dann das gereinigte Blut in's Herz geführt.

Indessen ist diese aussondernde Thätigkeit der Leber, die wahrscheinlich ebensowohl eine excernirende als secernirende Bestimmung hat, weder bei allen Individuen gleich, noch auch bei dem nämlichen Individuum zu allen Zeiten die nämliche, indem in einigen Körpern mehr, in anderen weniger und in dem nämlichen Körper zu verschiedenen Zeiten auch eine verschiedene Menge von Galle abgesondert wird.

Die Galle selbst wird in der eigentlichen Substanz der Leber, die man auch ihr Mark zu nennen pflegt und ein drüsiges Organ ist, bereitet, von den Mündungen der kleineren Gallengefässe aufgenommen und in immer grössere Aeste geführt, die sich zuletzt in dem Lebergange (*ductus hepaticus*) vereinigen, welcher bestimmt ist, die Galle aus der Leber heraus und in den Zwölffingerdarm hineinzuführen, damit sie zu dem Verdauungs- und Aussonderungsgeschäft das Ihrige beitrage.

Auf seinem Wege aber und ehe er in den Zwölffingerdarm eintritt, vereinigt sich der Lebergang noch mit einem anderen Gange, der auch Galle führt, nämlich mit dem Gallenblasengange (*ductus cysticus*). Und zwar führt dieser die Galle sowohl in die Gallenblase hinein, als aus derselben wieder heraus; nämlich so, dass von der in der Leber ununterbrochen abgesonderten und durch den Lebergang ausgeführten Galle ein Theil in die Gallenblase aufgenommen und dort aufbewahrt, vielleicht concentrirt wird, bis von dem nach der Sättigung angefüllten und ausgedehnten Magen die Gallenblase mechanisch gedrückt wird und sich ihres Inhalts durch eben denselben Gang wieder entleert, durch welchen sie sich gefüllt hat. Auf diese Weise erhält also der Zwölffingerdarm ausser der Zeit der Verdauung nur eine geringere Menge von Lebergalle, während der Verdauung aber eine vermehrte Menge von vermischter Leber- und Blasen-Galle. Der Lebergang aber, nachdem er sich mit dem Gallenblasengange vereinigt hat, verliert seinen Namen und wird nun von dieser Vereinigung ab bis zum Eintritt in den Zwölffingerdarm gemeinschaftlicher Gallengang (*ductus choledochus*) genannt.

Die Bestandtheile der Galle sind von mehreren Chemikern untersucht und, wie verschieden auch die Resultate und darnach die einzelnen Angaben ausgefallen sind, so stimmen doch alle darin überein, dass in ihr ausser mancherlei Mittelsalzen ein harziger, ein fetter und ein färbender Bestandtheil sich finden, in deren jedem der Kohlenstoff vorherrschend ist. Dass dieser aus dem Blute ausgeschieden und das Blut dadurch zu dem vollständigeren Oxydations-Prozesse in den Lungen vorbereitet werde, scheint eine Hauptbestimmung der Leber zu sein. Die in ihr bereitete Galle aber dient im Darmkanal wahrscheinlich zur Beförderung jenes nöthigen Scheidungsprozesses, durch welchen die nährenden im Körper verbleibenden Stoffe von denjenigen gesondert werden, die als nicht weiter brauchbar ausgeführt werden sollen, und mit welchen, nachdem die Galle ihren Zweck erfüllt hat, auch der nicht verbrauchte Theil derselben aus dem Körper entfernt wird. Wenigstens findet man jene oben erwähnten drei Bestandtheile der Galle, nämlich den harzigen, den fetten und den färbenden Stoff, in den Abgängen des Darmkanals eines gesunden Menschen jederzeit wieder.

Es ereignet sich zu Zeiten, dass der gemeinschaftliche Gallengang, sei es durch Krampf oder ein mechanisches Hinderniss, verstopft wird. Dann kann die Galle nicht in den Darmkanal gelangen und die nächste Folge davon ist ein unvollkommner Verdauungs- und Aussonderungs-Prozess. Der Nahrungssaft wird nicht gehörig ausgeschieden und den Abgängen fehlt der feculente Geruch und die gewöhnliche dunkele Färbung. Wenn aber dieser Zustand einige Zeit dauert, gesellen sich noch andere bedeutendere Beschwerden hinzu. Die Leber-Galle, die nicht in den Zwölffingerdarm gelangen kann, sammelt sich in der Gallenblase, dehnt diese aus, durchdringt zuletzt ihre Poren und wird von jenen zahlreichen einsaugenden Gefässen, die die äussere Wand der Gallenblase umgeben, aufgenommen und vermittelst des Systems der lymphatischen Gefässe durch den ganzen Körper verbreitet, wo dann jene krankhaften Erscheinungen zum Vorschein kommen, die unter dem Namen der Gelbsucht bekannt genug sind.

Es kann hier nicht die Absicht sein, ausführlicher über diese Krankheit zu handeln. Für den Zweck dieser Abhandlung ist es hinlänglich, die Hauptkennzeichen der Gelbsucht anzugeben, nämlich die weisslichgraue Farbe der Excremente, ohne fekulenten Geruch, die grosse Unbehaglichkeit, Appetitlosigkeit und Uebelkeit des Kranken, die dunkle Farbe seines Urins, welche in der Wäsche gelbe Flecke hinterlässt, und die gelbe nachmals grünliche und im schlimmsten Falle fast schwarze Farbe der Haut. Die alleinige Ursache des Uebels aber ist Verstopfung des gemeinschaftlichen Gallenganges, wobei die Galle zwar aus der Leber heraus und in die Gallenblase hinein, nicht aber in den Zwölffingerdarm gelangen kann, sondern vermittelst der einsaugenden Gefässe der Gallenblase zunächst dem lymphatischen System, durch dieses aber auch der Blutmasse zugeführt wird.

II. Uebergang.

Begreiflicher Weise aber müssten Erscheinungen von ganz anderer Art sich zeigen, wenn etwa durch irgend ein Hinderniss auch der Lebergang und dessen Zweige verstopft würden, und also die Galle gar nicht aus der Leber heraus könnte, sondern in der Substanz, dem Marke derselben, zurückgehalten würde. Zwar in dem Darmkanale, in welchen, ebenso wie bei der Gelbsucht, keine Galle gelangen könnte, würden gleichartige Erscheinungen wie bei jener Statt haben; in den sonstigen Symptomen aber würde eine merkliche Verschiedenheit sich zeigen müssen.

Die Galle nämlich, welche gar keinen Abfluss hätte, würde zunächst in der Substanz der Leber festgehalten werden und diese strotzend anfüllen, bald aber von den Mündungen der Leber-Venen aufgesogen, von diesen immer weiter in die untere Hohlader und aus dieser zuletzt in die rechte Herzkammer selbst getrieben werden. Statt eines durch die Leber-Secretion entkohlten und für den Respirations-Prozess in der Lunge vorbereiteten Blutes würde also ein Blut in's Herz und demnächst in die Lungen treten, welches nicht nur allen Kohlenstoff, wie solcher in dem Pfortaderblute vorhanden war, noch unvermindert enthielte, sondern obenein mit einer ganz fremdartigen Materie, nämlich mit der in der Leber zurückgehaltenen und verdickten Galle vermischt sein würde; und zwar wahrscheinlich dergestalt, dass nicht etwa eine aus beiden Bestandtheilen zusammengesetzte homogene Flüssigkeit, nämlich ein gallichtes Blut entstanden wäre, sondern dass beide, nämlich Pfortader-Blut und Galle noch neben einander ein jedes im unveränderten Zustande beständen und nur durch einander gemengt wären. Versuchen wir einmal uns vorzustellen, welches die unausbleiblichen Folgen dieser naturwidrigen Mischung sein müssten.

Schon in der rechten Herzkammer würde die mit intretende Galle ganz ungewöhnliche Wirkungen hervorbringen, noch mehr aber in den Lungen, in welchen die eingeathmete Luft nicht einmal das stark carbonisirte Blut säuern, auf die eingetriebene Galle aber gar keine oder doch nur eine sehr schwache Wirkung hervorbringen könnte. Hiernach müsste also ein höchst unvollkommen entkohltes Blut und mit demselben wahre Galle auch in die linke Herzkammer gelangen, um von hier aus den Circulations-Gang durch die Arterien anzutreten. Unruhige Bewegung des Herzens und Beklommenheit in der Lunge würde die unmittelbare Folge davon sein, die natürlich mit jedem Athemzuge und Herzschlage sich vermehren und zuletzt zu ganz unerträglicher Angst und Pein sich steigern müsste. Weil aber das arterielle System nur durch rothes, gesäuertes, entkohltes Blut zu seiner eigenthümlichen contractiven Thätigkeit gereizt wird, so müsste auch diese Thätigkeit in dem Maasse abnorm werden oder sich vermindern, in welchem das gewohnte Reizmittel seine natürlichen Eigenschaften verlöre oder gleichfalls sich verminderte. So lange die Arterien noch gesundes Blut führten, würden sie dasselbe auch in gewohnter Weise forttreiben; sobald aber verdorbenes Blut oder eine fremdartige Materie in sie einträte, würde sich zunächst eine unruhige und doch kraftlosere Hast ihrer bemächtigen, sie würden anfangs den widerwärtigen Stoff möglichst rasch fortzubewegen versuchen, dies jedoch immer weniger vermögen und zuletzt, nachdem sie sich ganz und gar entleert hätten, völlig ermatten, es wäre denn. dass irgend eine einzelne gesundere Blutwelle sie wieder zu einer neuen Anstrengung momentan anreizte. Auf solche Weise müssten sie bald blutlos zusammenfallen; wodurch dann mit dem Lebens-Turgor im ganzen Körper auch die Wärme und zugleich die Thätigkeit aller jener secernirenden Systeme, die arterielles Blut verarbeiten, also namentlich auch der Nieren, gänzlich verschwinden würde. Dagegen würde sich die ganze stockende Blutmasse in den Venen zusammenhäufen, vorzugsweise durch Rückstauung und Anastomosen, namentlich von der Leber aus durch die Pfortader in die Eingeweide des Unterleibes, aber auch nach den äusseren Theilen über die ganze Oberfläche des Körpers und zugleich in die Gefässe und Höhlen des Gehirns hinein. Doch würden in letzterem die Stockungen nicht sofort soporose Wirkungen hervorbringen, weil zugleich der Zufluss arteriellen Blutes gehemmt wäre.

Auf solche Weise würde also sehr bald eine gänzliche Stockung der Circulation eintreten so, dass selbst in die Lungen zuletzt kein Blut mehr einträte und wenn in der Asphyxie es geschieht, dass das Blut stille stehet, weil die erregende Einwirkung der Nerven aufgehört hat; so würde hier im Gegentheil die Circulation stocken wegen naturwidriger Beschaffenheit des Blutes, während die Nerven noch ganz im gesunden Zustande sich befinden könnten, ihre Anstrengungen verdoppelten, um den Stillstand des Blutes zu verhindern und eben dadurch in eine krampfhafte Thätigkeit geriethen, die ihre Wirkungen zunächst auf das Muskular-System und vielleicht auch auf die Verrichtungen der lymphatischen Gefässe äussern würde. Denn auch diese würden schwerlich ihren Inhalt wie bisher in die mit dickem stockendem Blute überfüllte Schlüsselvene abzusetzen vermögen; die im Brustgange enthaltene Flüssigkeit würde vielmehr ebenfalls auf- und zurückgestauet werden, und bei immer zunehmender Fülle, vielleicht unter krampfhafter Magen-Einwirkung, zuletzt in den Darmkanal rückwärts sich ergiessen und von diesem endlich mit dem Magen-Pankreas- und Darm-Safte, die aller Einmischung von Galle entbehrten, als eine weissliche, dünne, fade, flockige Flüssigkeit nach oben und unten durch Mund und After ausgeschüttet werden.

Alles dies würden die Erscheinungen sein, die nicht ausbleiben könnten, wenn der Leber-Gang (*ductus hepaticus*) verschlossen wäre und also für die Galle gar kein Ausfluss aus der Leber Statt fände; Erscheinungen, die, wenn ihre Ursachen nicht bald gehoben würden, einen nahen Tod zur Folge haben müssen und zwar entweder an Uebermaass der Krämpfe, oder an Erstickung, oder an Lähmung des Gehirns, in welchen verschiedenen Fällen dann entweder die fürchterlichsten Muskel-Schmerzen, oder ungeheure Angst und Beklemmung oder auch soporöse Zufälle dem Tode vorhergehen müssten.

III. Die Cholera.

Und siehe da! alle diese Erscheinungen treten wirklich bei der Cholera ein, und es ist daher in hohem Grade wahrscheinlich, dass wenn auch nicht das Wesen, doch die nächste Ursache dieser fürchterlichen Krankheit und namentlich ihrer qualvollen Symptome bestehe in einer Verschliessung des Leberganges und wahrscheinlich auch seiner Verästelungen, und in der dadurch bewirkten Aufstauung der Galle in der Leber.

Aus dem ersten Hefte des Cholera-Archivs ersehe ich, dass der Herr Doctor Moritz Schlesinger bereits eine ähnliche Meinung über die Ursache der Cholera aufgestellt hat. Indessen scheint aus der kurzen Notiz, welche jenes Heft über die Schlesingersche Schrift giebt, hervorzugehen, dass darin zwar im Allgemeinen „ein Krampf der Gallenwege als nächste Ursache der Cholera“ angegeben, nicht aber der eigentliche Sitz dieses Krampfes und seine nothwendige Wirkung genau bestimmt wird. Ja, wenn etwa darin, wie es den Anschein hat, ein gänzliches Aufhören der Leberfunction als Ursache der Krankheit angesehen würde, so möchten sich daraus ihre Symptome schwerlich befriedigend erklären lassen. Die Thätigkeit der Leber selbst, nämlich die Gallenbereitung, erscheint keinesweges gehemmt, ist vielleicht sogar erhöhet. Nur der Abfluss der secernirten Galle ist verhindert und diese muss nun unmittelbar ihren Weg in das Blut und dadurch in das Herz nehmen.

Wenn ich Gelegenheit gehabt hätte, einen Bericht über die Leichen-Oeffnung eines an der Cholera Verstorbenen zu lesen, würde ich im Stande gewesen sein, die Wahrscheinlichkeit meiner Ansicht an dem Befunde der Obduction noch genauer zu prüfen; da dies aber nicht der Fall gewesen ist, so muss ich mich hier auf den Versuch beschränken anzugeben, welche Erscheinungen in dem geöffneten Leichname zu Beweisen dienen würden, dass meine Meinung von der nächsten Ursache der Cholera in der Wahrheit beruhet.

Als Mittelpunkt des ganzen krankhaften Zustandes würde sich dann die Leber darstellen, die mit einer dicken, schwarzen, zähen, schmierigen Masse in Substanz und Gefässen strotzend angefüllt sein müsste und von welcher aus, diese Anfüllung und Stockung durch die Venen hindurch, sowohl vorwärts bis in's Herz, als rückwärts durch die Pfortader in die Eingeweide des Unterleibes und vielleicht ganz besonders in die Milz hinein sich weiter erstrecken würde, während von der stockenden Materie in die Gallengefässe und zwar namentlich in den Lebergang gar nichts eingedrungen wäre. Ob eine krampfhafte Verschliessung des letzteren noch sichtbar sein würde, erscheint zweifelhaft, da der Krampf selbst im Tode aufgehört haben müsste; doch vermuthe ich, dass die Spur davon noch zu entdecken sein möchte Den augenscheinlichsten Beweis aber, dass er wirklich vorhanden gewesen, würde die Gallenblase liefern, die entweder in unverändertem und natürlichem Zustande oder wohl gar gänzlich geleert und zusammengefallen angetroffen werden müsste. Ersteres nämlich, wenn auch der gemeinschaftliche Gallengang verschlossen gewesen sein sollte, in welchem Falle sie die nämliche Quantität Galle oder doch nicht viel weniger noch enthalten würde, als sie beim Anfange der Verschliessung in sich gefasst; Letzteres jedoch, wenn der gemeinschaftliche Gallengang geöffnet geblieben wäre, in welchem Falle sie die in ihr enthalten gewesene Galle noch gänzlich würde haben ausführen können*). Endlich aber müsste die chemische Untersuchung des Blutes das Dasein der Galle oder wenigstens ihrer wesentlichen Bestandtheile, namentlich durch ein Uebermaass von Farbestoff in demselben ausser allen Zweifel setzen können **).

Wenn diese meine Voraussetzungen gegründet sein sollten, und ich vermuthe dies mit einem hohen Grade von Zuversichtlichkeit, so würde meines Bedünkens über die nächste Ursache der Cholera kaum eine Ungewissheit mehr Statt finden können; ja, wenn ich erwäge, dass der gänzliche Mangel aller Galle in den Abgängen des Darmkanals ein constantes, nie fehlendes Symptom***) der Cholera ist und dass der Eintritt der Besse-

*) Späterer Zusatz. Nach Obductions-Berichten, die nachmals zu meiner Kenntniss gekommen, findet man in der Regel die Gallenblase entleert oder mässig gefüllt, dagegen die Verzweigungen des Leberganges in der Leber selbst leer.

**) Späterer Zusatz. Bei einer Untersuchung des Blutes eines Cholera-Kranken, die ich nachmals irgendwo gefunden, hat man wahre Galle darin entdeckt.

***) Späterer Zusatz. Sehr erfahrene Aerzte haben mich nachmals versichert, dass doch auch Cholerafälle vorgekommen seien mit gallichten und sogar blutigen Excretionen. Ich zweifle nicht an der Thatsache, vermuthe aber, dass diese Fälle entweder nicht der wahren asiatischen Cholera angehört haben, sondern der schon früher gekannten gallichten Brechruhr (*cholera morbus*), die ebenfalls von raschem, oft tödtlichem Verlaufe ist, und der asiatischen Cholera vorherzugehen und sie zu begleiten pflegt; oder sich im allerletzten Stadio der Krankheit ereignet haben, wo der Krampf in den Lebergängen zwar gehoben, der ganze Organismus aber schon so zerstörend angegriffen war, dass der Wiedereinfluss der Galle in den Darmkanal keine Wirkung mehr hervorbringen konnte.

rung jedesmal dann wahrgenommen wird, wenn die Abgänge des Afters wieder natürlich gefärbt erscheinen und feculenten Geruch haben; so scheint mir kaum ein Zweifel noch gehegt werden zu können, dass jedenfalls die Verschliessung der Gallenwege und ihre Wiedereröffnung von dem allerbedeutendsten Einfluss auf denVerlauf der Krankheit sein müsse.

IV. Ihre Ursachen.

Angenommen nun, dass die nächste Ursache der gefährlichen Symptome der Cholera wirklich in der Verschliessung des *ductus hepaticus* und seiner Verzweigungen bestehet; so ist die Frage: welches ist die Ursache dieser Verschliessung? Und wenn hierauf ohne Bedenken geantwortet werden könnte: ein Krampf; so würde die fernere Frage so lauten müssen: welches ist die Ursache dieses Krampfes?

Die Ursache des den Lebergang verschliessenden Krampfes kann eine doppelte sein, nämlich entweder ein Nervenreiz, hervorgehend aus dem Mittelpunkte des Abdominal-Nerven-Systems. dem Sonnengeflechte, oder ein Humoral-Reiz, bewirkt durch die abnorme Beschaffenheit der in der Leber-Substanz enthaltenen Flüssigkeit, welche Beschaffenheit wiederum ihren Grund haben könnte, ebensowohl in einer krankhaften Thätigkeit der Leber selbst, als in fehlerhafter Mischung des in die Leber eintretenden Blutes, in welchem letzteren Falle man die weitere Ursache noch eine Stufe höher aufzusuchen hätte und zwar vielleicht in der Milz, deren Hauptthätigkeit in der Vorbereitung des Blutes zum Eintritt in die Leber zu bestehen scheint.

Es wird übrigens nicht gleichgültig sein, ob man zu der einen oder der anderen dieser Angaben ausschliesslich sich bekennen will. Denn wenn auch dadurch das erste Verfahren in der Krankheit nicht sonderlich modificirt werden würde, indem es hier zunächst immer nur darauf ankommen müsste, den vorhandenen Krampf zu beseitigen; so würden doch sowohl die Vorbeugungs-Mittel als die Nachkur sehr verschieden ausfallen müssen, je nachdem der behandelnde Arzt der einen oder der anderen jener beiden Meinungen sich entschieden zugewendet hätte. Vielleicht würde man nicht blos am sichersten gehen, wenn man.

die Rücksicht auf beiderlei Möglichkeiten niemals aus den Augen verlöre; sondern auch der Wahrheit am nächsten kommen, wenn man annähme, dass nach Umständen und Constitutionen bald der eine, bald der andere jener Reize den ersten Anlass geben könne, immer aber im Verlaufe der Krankheit der Einfluss des einen auch die Gegen- oder Mitwirkung des anderen veranlassen werde.

Wenn nachmals die Rede sein wird von der Art und Weise der Ansteckung, wird sich Gelegenheit finden, diesen Gegenstand noch einmal wieder aufzunehmen. Doch werden wir niemals vergessen dürfen, wie schwierig, ja wie unmöglich es ist, zu den wirklichen und letzten Ursachen der Erscheinungen des Lebens zu gelangen, und wie das, was wir so zu nennen pflegen, eigentlich nur vorangehende Zustände sind, denen wiederum andere vorausgegangen sind und zwar in unübersehlicher Reihe, an deren Beginn sich das geheimnissvolle Wirken des Urhebers der Natur in undurchdringliches Dunkel hüllet. Uns bleibt nur übrig, die Aufeinanderfolge solcher Lebens-Erscheinungen richtig zu beobachten und daraus über ihren Causal-Zusammenhang mit grösserer oder geringerer Wahrscheinlichkeit Muthmassungen zu hegen.

Und so wollen wir uns denn auch hier für jetzt mit der höchst wahrscheinlichen Muthmassung begnügen, dass die Verschliessung des Leberganges in der Cholera durch einen Krampf bewirkt werde, ohne für's Erste noch näher darauf einzugehen, ob dieser Krampf von Nerven- oder Humoral-Reizen herrühre.

V. Ihre Verbreitung nicht durch ein Miasma, sondern durch Ansteckung.

Von welcher Art aber auch diese Reize sein mögen, so ist das wenigstens als ausgemacht anzunehmen, dass sie durch äusseren Anlass angeregt werden. Welche Bewandniss es aber mit diesem äusseren Anlass habe, darüber herrscht grosser Zwiespalt der Meinungen, indem einige von miasmatischen atmosphärischen Einflüssen reden, die anderen einen eigenen Ansteckungsstoff, ein Contagium annehmen.

Um in irgend einem Streite ein Urtheil fällen zu können, kommt es vor allen Dingen darauf an, sich den Gegenstand ganz klar zu machen, und so würden in diesem Falle die Begriffe von Miasma und Contagium genau zu bestimmen sein.

Früherhin hat man beide nicht unterschieden; in neueren Zeiten aber pflegt man unter Miasma einen aus atmosphärischen Einflüssen erzeugten Stoff von eigenthümlicher krankmachender Wirkung zu verstehen, unter Contagium hingegen einen im erkrankten Körper selbst erzeugten Stoff, der die nämliche Krankheit in anderen empfänglichen Körpern zu erzeugen vermag.

Dass es Contagien giebt, unterliegt keinem Zweifel; die Pocken-Lymphe, das siphylitische Gift, die Krätz-Materie, der Geifer der Hundswüthigen sind Stoffe, welche in andern Körpern die nämlichen Krankheiten hervorbringen, deren Producte sie selbst sind. Ob es aber wirkliche Miasmen gebe, ist eine andere Frage. Denn wenn man auch nicht in Abrede stellen kann, dass durch atmosphärische Einflüsse Krankheiten erzeugt werden, wie dies die Wirkungen der aria cattiva in der campagna di Roma, die Sumpffieber und die Krankheiten bestimmter Jahreszeiten in den Tropenländern beweisen, so braucht man doch deshalb nicht eigenthümliche krankmachende Stoffe anzunehmen, da aus veränderten Mischungsverhältnissen der Atmosphäre, ja aus der relativen Verminderung und dem Mangel gewisser Stoffe in der Luft jene Erscheinungen eben so wohl und vielleicht mit grösserer Wahrscheinlichkeit erklärt werden können. Auch pflegt man meines Wissens bei jenen endemischen Krankheiten nicht von Miasmen zu reden. Wohl aber spricht man von Masern-, Scharlach-, Rötheln-Miasmen, als von eigenthümlichen in der Atmosphäre erzeugten Stoffen, welche in empfänglichen Körpern die genannten Krankheiten hervorbringen, ohne dass man jedoch im Stande wäre, sie irgendwie darstellen oder nur nachweisen, noch weniger angeben zu können, wie sie sich in der Atmosphäre entwickeln.

Dass dergleichen Stoffe in der Luft suspendirt werden können, ist zwar möglich, allein so lange wir über ihre Beschaffenheit nichts wissen, lässt sich auch über ihre Entstehungsart keine Meinung hegen; wenigstens ist nicht abzusehen, warum man nicht, wenn man einmal das Dasein solcher imperceptibeln

Stoffe voraussetzen will, sie nicht gleich für wirkliche Contagien ansieht, die von der Luft entführt und verbreitet werden, zumal man nicht zweifeln darf, dass es Ansteckungsstoffe giebt, die auf weite Räume verpflanzt werden können und nach langer Zeit noch ihre Wirkung behalten. Jedenfalls ist die ganze Theorie der Miasmen ohne allen praktischen Nutzen, da die blosse Meinung, dass es dergleichen räthselhafte Stoffe gebe, durchaus zu keinen Schutzmitteln gegen ihren vermeintlichen Einfluss führen kann. Gegentheils kann es die verderblichsten Misgriffe bewirken, wenn etwa die aus Contagien entstandenen Krankheiten nur miasmatischen Einflüssen zugeschrieben würden. Besonnene und gewissenhafte Aerzte pflegen daher auch die Contagiosität der Krankheiten lieber zu vermuthen als zu leugnen, und wenn sie auch hergebrachtermaassen Miasmen von Contagien unterscheiden, doch immer anzunehmen, dass sogenannte miasmatische Krankheiten fast ohne Ausnahme auch ansteckend sind, wenigstens auf ihrer Höhe (Akme) Contagien erzeugen, durch welche sie unzweifelhaft fortgepflanzt werden.

Will man auch nur von diesem Gesichtspunkte aus die Natur der Cholera betrachten; so begreift man kaum, wie es möglich ist, dass erfahrene und nachdenkende Aerzte die Contagiosität derselben geradezu ableugnen und ihre Verbreitungsart blos miasmatisch atmosphärischen Einflüssen zuschreiben können. Und nur wenn man sich an jene in unsrer seltsamen Zeit so allgemeine Sucht erinnert, in allen Stücken, im Denken wie im Handeln, im Leben wie in der Wissenschaft, selbstständig und eigenthümlich, neu und absonderlich erscheinen zu wollen, wird man sich weniger wundern, dass Aerzte von berühmtem Namen ihre Gelehrsamkeit und ihren Scharfsinn aufgeboten haben, um eine Meinung zu vertheidigen, die von dem unbefangenen gesunden Menschenverstande als jedes Grundes entbehrend muss angesehen werden.

Im fernen Oriente entsteht vor anderthalb Jahrzehnden eine Seuche, von deren Bösartigkeit der Ruf bald auch zu uns gelangt. Der Verkehr, welchen Europäische Industrie und Bildung fast über die ganze bewohnte Erde ausgedehnt, bringt uns mit der Kunde von den Verheerungen dieser neuen Pest auch die Beschreibung ihres Verlaufes, die aber auf keine der zahllosen uns bekannten Krankheiten passt und nur an die Chroniken-Mähr früherer Plagen erinnert, welche vor Jahrhunderten auch vom Aufgange her Europa in unenthülltem Grauen würgend durchzogen sind. Zwölf Jahre wüthet sie im alten Asien und schlachtet Millionen Opfer, den grossen Strassen des Verkehrs folgend und vorzugsweise die Wasserwege und die Küstenzüge sich erwählend. Endlich dringt sie durch Russland auch gegen Europa an nnd der Schrecken geht vor ihr her. Denn sie schont nicht Alter noch Geschlecht; sie ermattet nicht in der Glut des Süden und erstarret nicht im Eise des Norden; keine Macht bezähmt ihren Grimm; wen ihr Gift erreicht, der ist dem Tode geweihet; sie überfällt, sie martert, sie würgt und zeichnet auch den Leichnam noch mit grauenvoller Entstellung. So drohet das Ungethüm eine Zeitlang von fern, dann urplötzlich bringt der Krieg es von den Ufern der Wolga an das Bette der Weichsel. Oestreich und Preussen, die mächtigen Grenzhüter des Occidents von Europa, waffnen ihre Heere um es zurückzuwehren. Aber vergebens! Eigennutz und Noth verachten die gedrohete Todesstrafe und finden ihre Steige durch doppelte und dreifache Grenzwehren. Und nun ist sie da! Man spürt aus. woher sie gebracht und wer sie eingeschleppt; von dem Punkte wo sie ausgebrochen, schreitet sie weiter, wie Nachbarschaft oder Verwandschaft oder Verkehr die Verbreitung vermitteln; Aerzte, Wärter, Hausgenossen werden vorzugsweise ergriffen; aber Häuser, Oerter, Landschaften, die sich abzusperren verstehen, bleiben verschont; die Heere, welche die Krankheit abzuwehren bestimmt waren, ziehen sich zurück und wie einzelne Abtheilungen in angesteckte Oerter kommen, werden auch sie befallen, die in gesunde Quartiere verlegt sind, bleiben gesund; sie stiehlt sich in die gewöhnlichen Lazarethe und ausgehend von dem Kranken, den sie zuerst befallen, wandert sie der Reihe nach von Bette zu Bette und erreicht das entfernteste zuletzt; aus der Mitte eines gesunden Landstriches schleichen ein paar einzelne Dorfbewohner nach einer angesteckten Stadt um Leinwand zu verhandeln und Salz einzukaufen und wie sie zurückkehren erkrankt der eine und nach ihm alle seine Hausgenossen, von denen nur einer gerettet wird; aber die übrigen Häuser werden abgesperrt und der Fortschritt des Uebels ist gehemmt; ja in Mitten einer Stadt wird ein einzelnes Haus befallen, alle erwachsenen Bewohner sterben aus, nur ein paar Kinder werden bald geflüchtet, aber die Wohnung wird streng bewacht, sorgfältigt gereinigt, erst nach Verlauf der gesetzlichen Sperrzeit wieder geöffnet und die Krankheit ist erstickt. Das sind geschehene Dinge, Thatsachen! Wer kann, wer darf an Ansteckung zweifeln? Wem kann es einfallen, hier an allgemeine atmosphärische Einflüsse, oder an Miasmen, wenn es überhaupt dergleichen giebt, zu denken? Wer kann versuchen wollen es wahrscheinlich zu machen, dass eine Krankheit, die im Laufe der Jahrtausende zum ersten Male auf einem einzelnen Flecke des Erdbodens zum Vorschein kommt, von diesem Flecke aus langsam aber desto sicherer immer weiter und weiter sich verbreitet, und allenthalben ganz in der nämlichen Gestalt und durchaus unabhängig von allen möglichen klimatischen und örtlichen Verhältnissen sich offenbaret, nicht durch Mittheilung und Ansteckung fortgepflanzt werde, sondern an jedem Orte auf's Neue in der nämlichen Weise sich von selbst entwickele? Würde man nicht mit ganz gleichem Grunde auch von den siphylitischen Krankheiten und von den Pocken behaupten können, dass sie nicht ansteckend seien?

Dass die Furcht dem Wunsche Raum giebt, dass das Interesse die Hoffnung hegt, die Cholera möge nicht ansteckend sein, lässt sich allenfalls begreiflich finden; dass aber diejenigen, welche ihr ganzes Bestreben auf die Beobachtung der Natur und die Erforschung ihres Wirkens gerichtet haben, solche, welche die Erfahrung und die aus ihr klar sich ergebenden Grundsätze zur Richtschnur ihres Urtheils und Handelns machen, mit einem Worte, dass Aerzte sich zu einer solchen Behauptung können verleiten lassen, ist mehr wie unbegreiflich.

Und nicht etwa meinen sie, die Cholera scheine auch aus atmosphärischen Verhältnissen, ohne Ansteckung entstehen zu können; sondern sie behaupten kurzweg, die Cholera entstehe immer aus ihren eigenthümlichen Ursachen, und nie durch Ansteckung.

Und welches sind denn die Gründe für diese Behauptung? Ich will hier nur diejenigen anführen, die am wenigsten unhaltbar erscheinen; man wird daraus entnehmen können, von welcher Erheblichkeit die übrigen sind.

Der erste lautet so: Wenn die Cholera ansteckend wäre, so müsste sie jeden befallen, der mit einem Cholerakranken in Berührung kommt; es bleiben aber sehr viele verschont, folglich ist sie nicht ansteckend. Mit demselben Rechte würde man etwa so argumentiren können. Wenn das Feuer zündete, so würde alles davon berührte in Flammen gesetzt werden; Viele Gegenstände aber verbrennen nicht, folglich zündet auch das Feuer nicht. Wie sehr auch das Cholera-Contagium sich von anderen Contagien unterscheiden würde, wenn es nur auf wenige mit besonderer Empfänglichkeit versehene Individuen zu wirken pflegte, so würde es doch deshalb nicht aufhören ein Contagium zu sein. Uebrigens wird sich im Verlaufe dieser Untersuchung noch Gelegenheit ergeben, zu ermitteln, ob wirklich die Zahl der Angegriffenen so unverhältnissmässig gering sei, wie angegeben wird.

Ein zweiter Grund beruft sich auf die Erfahrung, dass manche Gegenden und Orte, obgleich auf dem Wege der Seuche belegen, doch von ihr ganz und gar verschont geblieben sind. So das ganze Königreich Sachsen mit Dresden und Leipzig; das Königreich Hannover, die Stadt Dessau und insonderheit Brandenburg, das von angesteckten Orten umgeben war und mit allen in Berührung und Verkehr blieb.

Allerdings sind dies sehr auffallende und bis jetzt unerklärliche Erscheinungen; aber gegen die Contagiosität der Krankheit beweisen sie nichts, sondern nur, dass die Ansteckung nach uns noch unbekannten Verhältnissen erfolgt und in lokalen Zuständen Schutzmittel gewährt sein können, die wir noch nicht ergründet haben.

Ein dritter Grund endlich, welcher etwas mehr den Schein des Triftigen annimmt, lässt sich folgender Gestalt vernehmen: Wenn die Cholera ansteckend wäre, so müsste auch ein Ansteckungs-Stoff vorhanden sein; ein solcher lässt sich aber nicht nachweisen, folglich kann auch die Cholera nicht ansteckend sein. Gleich als wenn 1, deshalb weil noch kein ansteckender Stoff nachgewiesen ist, auch angenommen werden müsse, dass ein solcher überall nicht vorhanden sei, und 2, keine andere

Art der Mittheilung von Krankheiten gedenkbar sei, als vermittelst eines ansteckenden Stoffes, eines materiellen Contagiums. Und dies mag Veranlassung geben, das Wesen der ansteckenden Krankheiten und die Art und Weise der Ansteckung überhaupt etwas näher zu erörtern.

Vorher aber muss noch ein Einwurf beseitigt werden, der sich ohne Zweifel Manchem aufdringen wird und der ungefähr so lauten möchte.

Bei irgend einem Individuum hat doch die Cholera zuerst ausbrechen müssen; dieses hat nicht können angesteckt sein, denn sonst hätte es die Krankheit nicht zuerst gehabt. Hat sie also irgendwo aus anderen Verhältnissen als aus einem Contagio, sich erzeugan können, warum sollte dies nicht öfter der Fall sein können?

Wie treffend auch dieser Einwand scheinen mag, so lässt sich dagegen doch zweierlei erwidern.

Erstlich: Die Erscheinung, dass eine durch Complication von Umständen einmal entstandene Krankheit nachmals sich nur durch Ansteckung fortpflanzt und sich eigenthümlich nicht wieder erzeugt, ist weder neu noch unerhört, indem wir sowohl an den Pocken als an der siphylitischen Krankheit bereits Beispiele davon haben. Beide haben sich zu einer ungefähr bekannten Zeit zuerst gezeigt, und sind von da ab nur durch Ansteckung weiter verbreitet worden, würden auch ohne Zweifel ausgerottet sein, sobald ein Zeitpunkt einträte, wo kein Individuum mehr daran litte.

Zweitens: Es ist aber auch im hohen Grade wahrscheinlich, dass bei der ersten Entwicklung einer solchen neuen ansteckenden Krankheit ein Contagium eingewirkt habe. Man kann nämlich annehmen, entweder dass zwei Contagien zu der nämlichen Zeit denselben Körper ergriffen haben, oder dass zu einer bereits vorhandenen nicht ansteckenden Krankheit eine contagiose hinzugekommen sei. In beiden Fällen hat können ein aus beiden zusammengesetztes drittes Leiden mit contagiosem Charakter erzeugt werden, das sich nun als eine neue selbständige Krankheit fortpflanzt.

Will man diese Voraussetzung gelten lassen, so ist es natürlich, dass man auch auf Muthmaassungen geräth, aus welcher

Complication denn das neue Uebel hervorgegangen sein möge. Mir hat sich folgende aufgedrängt. Es ist schon von mehren Seiten bemerkt worden, welche Aehnlichkeit in dem raschen Verlaufe, in der Gefahr der Zufälle und in den Krankheits-Erscheinungen selbst, namentlich in der Beschaffenheit des Blutes, die Cholera mit dem Milzbrande der Thiere habe, von welchem, wie bekannt, auch Menschen ergriffen werden können. Wäre es wohl geradezu unmöglich, dass diese ansteckende Thierseuche sich in einem einzelnen Falle mit einer anderen menschlichen Krankheit zusammengefunden und so die neue Pest erzeugt hätte? Doch dies nur beiläufig; da es von gar keinem praktischen Nutzen zu sein scheint.

Und nun zurück zur Sache!

Wie alles organische Dasein überhaupt nur begriffen werden kann aus dem Gegensatze einer geistigen, treibenden, gestaltenden Kraft und eines wahrnehmbaren, körperlichen, gestaltungsfähigen Stoffes, so zeigt sich dieser Gegensatz ganz besonders augenscheinlich und thätig in der Region des animalischen Lebens, wo durch das unaufhörliche Zusammen- und Gegen-Wirken beider Potenzen, Factoren, oder wie man sie sonst nennen will, jene Bewegung hervorgebracht wird, die sich in fortwährendem Ergreifen, Verarbeiten, Aneignen und zugleich Abwehren, Abstossen und Aussondern äussert, und welche eben das eigenthümliche Wesen des Lebens ausmacht. Als besondere Repräsentanten und Träger jener beiden Potenzen erscheinen aber im thierischen Organismus zwei grosse, durch den ganzen Körper verbreitete und sich begleitende Funktionen oder Systeme, von denen das eine, das der Circulation, als der Leiter eines der Vitalität empfänglichen, aller möglichen Lebensgestaltung fähigen Stoffes, das andere aber, das der Nerven, als der Träger der virtuellen, gestaltenden, organisirenden Einflüsse angesehen werden muss.

Auf dem richtigen Verhältnisse beider, ihrer normalen Action und Reaction, beruht Bestand, Wohlsein und Gesundheit des thierischen Körpers; aus ihrem gestörten Gleichgewichte geht Unwohlsein, Krankheit, Tod hervor.

Es ist aber klar, dass die Störung des Gleichgewichts bewirkt werden kann nicht minder von der einen, wie von der anderen Seite, ebensowohl durch veränderte oder verdorbene oder feindselige Stoffe, als durch geschwächte oder gehemmte oder verstimmte Kraft. Und wenn es daher Krankheiten giebt. die von Körper zu Körper sich mittheilen, ansteckende Krankheiten, so wird auch die Art und Weise der Mittheilung, der Ansteckung, bewirkt werden können nicht blos durch Uebertragung eines krankmachenden Stoffes, sondern auch durch Fortpflanzung einer gestörten oder verstimmten Kraft. Und dass auch die letzte Art der Ansteckung wirklich stattfindet, wird bewiesen durch das Gähnen, die hysterischen Krämpfe, den Keichhusten, die Epilepsie, welche krankhaften Zustände durch den blossen Anblick derselben in Anderen förmlich reproducirt werden können. Es schreiben auch deshalb die Physiologen den Nerven eine besondere Eigenschaft zu, die sie bald Nachahmungstrieb, bald Mitleidenschaft *(Sympathie)* nennen, und die betrachtet werden kann als Ausfluss und Modification jener allgemeinen Kraft, die das Weltall durchdringt und in mancherlei Gestaltungen und Abstufungen als Anziehung des Gleichartigen, als Gesellichkeitstrieb und als Sympathie sich offenbart, in den vernünftigen und freien Geistern aber zu bewusster Neigung, zur Liebe sich verklärt, zum reineren Abglanz jener ewigen Urliebe, die das Wesen des Urhebers der Schöpfung ausmacht.

Was aber die Mittheilung durch ansteckende Stoffe betrifft, so scheint hier eine doppelte Unterscheidung gemacht werden zu können. Es giebt nämlich Contagien, die von empfänglichen Körpern aufgenommen, sofort ein eignes organisches Leben in regelmässigem Verlaufe beginnen. Sie keimen gleichsam, wachsen, blühen, setzen Frucht, bringen gereiften Saamen, der wieder ausgestreuet den nämlichen Lebenslauf erneuert, verwelken dann und sterben ab. Die so erzeugten Krankheiten gleichen jener grossen Anzahl annueller Pflanzen, die sich nur durch Saamen fortpflanzen. Von dieser Art sind die Contagien der Blattern, der Masern, des Scharlachfiebers, der Rötheln. Andere hingegen gleichen den wuchernden und perennirenden Vegetabilien, die sich durch Ableger und Wurzelschösslinge immer weiter ausbreiten, zunächst auf dem ergriffenen Körper selbst, dann aber auch auf fremden Körpern, mit denen sie in den nöthigen Contact gekommen sind. Von dieser Art sind das siphylitische Gift, die Krätz-Materie, der Geifer der Hundswüthigen und ähnlich andere Ansteckungsstoffe, vielleicht auch die Contagien der Phthisis und des Typhus. Die Art und Weise aber, wie beiderlei Stoffe auf andere Körper übertragen werden können, ist entweder Einathmung, oder Einsaugung durch die Haut, oder Verschluckung, oder auch Vermischung mit dem Blute nach vorhergegangener Verletzung.

Um nun zur Cholera wieder zurück zu kehren, so erscheint es wahrscheinlich, dass diese sich auf beiderlei Art, also nicht blos durch einen contagiosen Stoff, sondern auch durch Nerven-Sympathie fortpflanze. Wenigstens ist es Thatsache, dass Wärter, während sie an Krämpfen leidende Cholera-Kranke zu reiben hatten, von ganz ähnlichen Krämpfen an den Extremitäten befallen worden sind. Ob jedoch daraus nachmals die Cholera entstanden ist, weiss ich nicht; indessen erscheint es nicht unmöglich, dass diese Krämpfe haben bis zum Mittelpunkte des Abdominal-Nerven-Systems sich fortpflanzen, von dort aus auch auf den Leber-Nerven übergehen und so die krampfhafte Verschliessung der Lebergefässe bewirken können.

Der ansteckende Stoff aber, durch welchen die Cholera fortgepflanzt wird, scheint unbedenklich zu der oben beschriebenen zweiten Klasse der Contagien gerechnet werden zu müssen, zu denjenigen nämlich, die nicht als reifer Same nach vollendetem Wachsthum ausgestreuet werden, sondern, wie nur das Uebel Wurzel gefasst hat, als Ableger und Ausläufer weiter wuchern.

VI. Muthmaassungen.

Es entstehen nun aber folgende Fragen:

1) Auf welche Weise wird das Cholera-Contagium in den Körper aufgenommen?
2) Giebt es ausser der unmittelbaren Berührung oder Nähe noch andere Vermittelungen der Ansteckung? und welche sind diese?
3) Wie lässt sich's erklären, dass verhältnissmässig so wenig Individuen von der Cholera wirklich ergriffen werden?

Wenn ein ansteckender Stoff der Cholera bis jetzt noch nicht hat können dargestellt werden, so ist auch klar, dass über die

Art, wie derselbe in den Körper aufgenommen werde, über die etwaigen Träger desselben, über die nothwendigen Bedingungen, unter denen die Ansteckung erfolgt, und endlich über diejenigen Umstände oder Mittel, wodurch die Ansteckung verhindert, oder das Contagium neutralisirt wird, nichts zuverlässiges wird können angegeben werden. Es lässt sich daher auf obige drei Fragen nur durch Vermuthungen antworten. Ob aber die folgenden Muthmaassungen einige Wahrscheinlichkeit für sich haben, muss der Beurtheilung des geneigten sachverständigen Lesers überlassen bleiben.

VII. Art der Ansteckung.

In dem ersten Hefte des Cholera-Archivs wird erzählt, wie in Radom von einem in ein besonderes kleines Zimmer gebrachten Kranken, bei welchem in der Nacht weder Fenster noch Thür geöffnet worden waren, nicht blos der Krankenwärter, sondern nach einander drei ihn am Morgen besuchende Individuen, lauter Personen, die bis dahin im Lazarethe allen schädlichen Einflüssen widerstanden hatten und unter ihnen der dirigirende Arzt selbst, in dem Zeitraum weniger Minuten angesteckt worden sind. In demselben Aufsatze wird zugleich angeführt, dass dagegen im Alexander-Hospitale in Warschau, worin während 6 Wochen unausgesetzt zwischen 40 und 70 Kranke behandelt worden sind, von dem ganzen versorgenden Personale nicht ein einziges Subject angesteckt worden ist, jedoch mit dem ausdrücklichen Hinzufügen, dass dort immer für reine Luft im höchsten Grade Sorge getragen worden sei.

Nimmt man hinzu, dass gerade in den Familien und Wohnungen der ärmeren Klasse, worin es sowohl am hinlänglichen Raume als an der erforderlichen Lüftung und Reinigung zu fehlen pflegt, die meisten Beispiele von Ansteckungen durch unmittelbare Nähe vorkommen; so muss es in hohem Grade wahrscheinlich werden, dass die Ansteckung durch die von dem Cholera-Kranken verdorbene Luft bewirkt wird. Ob aber das Contagium ausgeathmet oder ausgedünstet und hiernach auch die Ansteckung durch Einathmung oder Einsaugung bewirkt werde, ist eine andere Frage, bei deren Beantwortung auf die Stadien der Krankheit Rücksicht zu nehmen sein dürfte.

Eudiometrische Versuche nämlich, die mit der vom Cholera-Kranken ausgeathmeten Luft im letzten Stadio der Krankheit vorgenommen worden sind, haben gezeigt, dass mit jener Luft in den Lungen wenig oder gar keine Veränderung vorgegangen sein konnte, indem sie noch beinahe unvermindert ihren gewöhnlichen Sauerstoffgehalt behalten hatte, zum sicheren Beweise, dass der Eintritt des Blutes in die Lungen aufgehört hatte und das Athmen nur noch als gewohnte Thätigkeit unter dem Einflusse der Nerven erfolgte. Schwerlich dürfte anzunehmen sein, dass unter diesen Umständen Contagien ausgehaucht würden; und wenn, wie von mehreren Seiten behauptet wird, die Ansteckung sich am meisten durch Leichen verbreitet, so kann bei diesen an eine Ausathmung des Contagiums gar nicht gedacht werden. Dagegen aber ist es um so wahrscheinlicher, dass in den früheren Stadien der Krankheit, wo noch Blut in die Lungen eintritt, die eingeathmete Luft um so mehr zersetzt, nicht blos alles Sauerstoffgehaltes beraubt, sondern auch in ihren übrigen Bestandtheilen verändert und vielleicht verderbt wird, eine Muthmassung, die zum Theil durch die Erfahrung bestätigt wird, dass die Einathmung reinen Sauerstoffgases für die Kranken keineswegs belästigend war und in einem bestimmten Falle zur Heilung wesentlich beigetragen haben soll.

Ob nun aber das in diesen Stadien ausgeathmete Contagium durch Berührung mit dem Blute desjenigen, der die verdorbene Luft einathmet, in den Lungen die Ansteckung vollbringt, oder mit dem Speichel vermischt und niedergeschluckt im Magen seine Wirkung thue, muss dahin gestellt bleiben; wenn man nicht etwa beiderlei Art der Fortpflanzung neben einander als möglich annehmen will.

Nicht minder wahrscheinlich aber ist es auch, dass der ansteckende Stoff zugleich in der Ausdünstung des Cholera-Kranken enthalten sein könne. Wenn, wie oben vermuthet worden ist, auch das lymphatische System in der Cholera afficirt, wenn die Circulation in demselben gehemmt und rückgängig gemacht, eben dadurch aber die in den Gefässen enthaltene Flüssigkeit ebenfalls verderbt wird; wäre es dann wohl unwahrscheinlich, dass die so zurückgestaute und aus den Poren der Haut wieder herausgepresste Flüssigkeit sowohl durch ihren Aushauch als auch noch mehr durch unmittelbare Uebertragung auf einen anderen gesunden Körper ansteckend wirken könnte? Ja, ist es nicht eine Thatsache, dass die Haut der Cholera-Kranken mit einer kalten, zähen, schmierigen Feuchtigkeit überzogen zu sein pflegt? Und sollte diese, einem anderen Körper mitgetheilt und von demselben eingesogen, nicht auch die Krankheit, deren Product sie selbst ist, mittheilen können? Und scheint diese Annahme nicht durch die schon oben erwähnte Wahrnehmung, dass durch Leichen die Ansteckung am meisten verbreitet wird, in besonderem Maasse bestätigt zu werden?

Ich weiss sehr wohl, dass ich mich hier ganz auf dem Felde der Muthmassungen befinde; indessen, so lange ihnen nicht andere von grösserer Wahrscheinlichkeit oder Erfahrungen von bestimmten Resultaten entgegengesetzt werden, dürfte es um so mehr erlaubt sein ihnen Raum zu geben, als sie zwar vielleicht im schlimmsten Falle zu einigen überflüssigen Vorsichtsmassregeln, niemals aber zur Sorglosigkeit oder zu verderblichen Missgriffen Anlass geben können.

VIII. Träger des Contagiums.

Was nun die zweite Frage betrifft, nämlich ob es ausser der unmittelbaren Berührung oder Nähe, noch andere Vermittelungen der Ansteckung gebe? und welche diese seien? so ist bekannt, dass ehe die Cholera die Oder überschritten hatte, die allerängstlichsten Vorstellungen über die Verbreitungsart des Ansteckungsstoffes herrschten. Waaren aller Art, Bücher und Briefe, vierfüssige Thiere und Vögel waren im Verdacht, dass durch sie das Gift verschleppt werde und man nahm an, dass auch Menschen, die keineswegs selbst angesteckt wären, dennoch dasselbe weiter tragen könnten. Diese anfängliche Angst hat sich bei den Ansteckungsleugnern begreiflicherweise ganz verloren, aber auch im Allgemeinen sehr vermindert, zumal nachdem man die Erfahrung gemacht zu haben glaubte, dass verhältnissmässig nur wenige ergriffen würden. In der That aber ist heute nicht weniger Grund zur Besorgniss als damals war. Eine ansteckende Krankheit, deren Verbreitungsart unbekannt ist, bleibt immer ein zu fürchtendes Uebel und nächst dem Bemühen, ein Heilmittel dagegen zu entdecken, kann es kein wichtigeres geben, als die Verbreitungsart kennen zu lernen, damit man sich gegen die Ansteckung bewahren könne.

Thatsache ist, dass Personen erkrankt sind, die mit Cholera-Kranken nicht in unmittelbare Berührung gekommen sind. Wenn also die Cholera sich nur durch Ansteckung fortpflanzt, so muss es ausser der unmittelbaren Nähe noch andere Leiter des Contagiums geben; und da von Blattern, Masern, Scharlachfieber und der Pest bekannt ist, dass ihre Contagien auf weite Entfernungen verpflanzt werden; so darf auch angenommen werden, dass es mit der Cholera eine ähnliche Bewandniss haben könne. Es kömmt nur darauf an, Erfahrungen und Beobachtungen zusammenzustellen und daraus Fingerzeige zu entnehmen.

Folgende Thatsachen scheinen als erwiesen angenommen werden zu können:

1) Personen, welche in Zimmer und Räume gekommen sind, in welchen früher Cholera-Kranke sich befunden haben, sind angesteckt worden.
2) Ein Individuum, das sich auf einen offenen mit Stroh belegten Wagen gesetzt hat, auf dem ein Cholera-Kranker transportirt worden war, ist angesteckt worden.
3) Ein Mann, welcher von einem anderen besucht worden ist, der unmittelbar von einem Cholera-Kranken kam, ist angesteckt worden, noch ehe die Krankheit bei jenem zum Ausbruche gekommen ist.
4) Die Frau eines Schiffers, der von einem inficirten Orte, obgleich selbst gesund zurückgekehrt war, und auch nachmals nicht erkrankte, ist angesteckt worden.

Hiernach darf man also schliessen, dass durch die Luft, durch körperliche Stoffe und durch gesunde Personen das Gift weiter getragen werden könne. Und da hiernach auch wohl nicht bezweifelt werden kann, dass ebenfalls durch Thiere das Contagium verschleppt werden kann, so befremdet es mich, dass man meines Wissens noch nicht auf eine Vermuthung gerathen ist, deren Annahme in viele Dunkelheiten hinsichtlich der Verbreitungsart der Cholera einiges Licht bringen würde, nämlich: dass es die mit dem menschlichen Körper in Berührung kommenden Insekten sind, durch welche in vielen Fällen das Contagium verschleppt wird, und zwar nicht blos das Ungeziefer des menschlichen Leibes bei Aermeren und Unreinlicheren, sondern hauptsächlich geflügelte Insekten, namentlich in unserem Erdstriche die Stubenfliegen.

Es ist bekannt, dass die Ansteckung vornehmlich den grösseren Strassen des Verkehrs, besonders den Wasserwegen folgt, und dass sie auf letzteren noch grössere Zwischenräume zu überspringen pflegt als auf den ersteren, wiewohl sie auch zu Lande mit Uebergehung mehrerer kleinerer Orte, häufig entferntere grössere aufgesucht hat. Dies lässt sich vollständig erklären, wenn man annimmt, dass die Fliegen von dem Körper der Kranken und noch mehr von dem todten Leichname das Ansteckungsgift aufnehmen, eine Zeitlang an sich behalten und gesunden Körpern wieder mittheilen können. Fliegen verlassen das Fahrzeug, auf welchem sie sich befinden, während seines ganzen Laufes nicht, selbst wenn es an unbewohnten Ufern anlegt; erst wenn es an einem grösseren Orte, in der Nähe bewohnter Häuser angelegt hat, werden sie aus demselben in die Wohnungen gelockt. Aehnlich verhält es sich mit den Fliegen im zugemachten Wagen, ja selbst auf offenen Wagen und sogar auf Pferden. Diese können von Nachtquartier zu Nachtquartier, oder doch von Stallung zu Stallung mit fortgeführt werden, ohne dass sie unterweges den Wagen oder das Pferd, auf dem sie sich befinden, verlassen. Sind also auf einem Schiffe oder auf einem Fuhrwerk, das einen angesteckten Ort verlässt, bei der Abfahrt Fliegen, die das Contagium an sich haben, so können sie es auch auf nähere oder entferntere Orte übertragen, ohne dass eine von den mitfahrenden Personen selbst angesteckt oder mit Kranken in Berührung gewesen zu sein braucht. Gewiss aber ist eine solche Verschleppung nicht unwahrscheinlicher, als die Meinung, dass das Gift durch unbekannte siderische oder tellurische Leitungen verbreitet werde, oder auch nur durch Luft und Wind; welche Verbreitungsart ich übrigens auch nicht in Abrede stellen will.

Nimmt man noch hinzu, dass, wenigstens im verwichenen Jahre, die Cholera, in den Monaten August bis November, also in den Fliegen-Monaten, sich besonders rasch und weit ausbreitete und dass auch in diesem Jahre mit dem Monate Julius eine Erneuerung ihres Anlaufes eingetreten zu sein scheint, so gewinnt jene Muthmaassung dadurch eine neue Stütze.

Wenn wir nun durch alle bisherigen Erwägungen zu folgenden Voraussetzungen gelangt sind:

1) die Cholera verbreitet sich nur durch Ansteckung;
2) die Ansteckung erfolgt sowohl durch Mitleidenschaft der Nerven, als durch die Wirkung eines ansteckenden Stoffes;
3) der ansteckende Stoff kann eingeathmet, niedergeschluckt oder auch von der Haut eingesogen werden und
4) derselbe wird nicht blos durch unmittelbare Nähe und Berührung mitgetheilt, sondern auch von Luft und Wind, körperlichen Stoffen, gesunden Personen und mancherlei Insekten, namentlich auch durch die Stubenfliegen fortgepflanzt,

so wird es begreiflich, wie bei so mannichfaltigen und leichten Zugängen zum menschlichen Körper das Contagium der Cholera sich allen grösseren und allgemeineren Sperrmaassregeln zum Trotz bisher so unaufhaltsam hat ausbreiten können.

IX. Allgemeinheit der Ansteckung.

Allein um so natürlicher ist auch die Frage; wie kommt es dennoch, dass verhältnissmässig nur so wenige Individuen von der Cholera befallen werden und so manche davon verschont bleiben, die in fortwährender Nähe und Berührung mit Kranken und Leichen gewesen sind? Man hat hierauf gemeiniglich die Antwort in Bereitschaft: das Cholera-Contagium erfordert eine eigenthümliche Empfänglichkeit. Wo diese fehlt, wirkt es nicht; und sehr viele Körper haben sie nicht.

Indessen entbehrt diese Antwort nicht blos jeder factischen Begründung, sondern sie erklärt auch eigentlich nichts; am wenigsten aber hat sie irgend eine praktische Beziehung.

Bei einer gründlichen Beleuchtung jener Frage müsste zuvörderst die Thatsache selbst erst festgestellt werden. Es würde also zunächst darauf ankommen, zu ermitteln, ob es sich denn auch angegebenermaassen verhalte, und ob in der That von so vielen der Ansteckung ausgesetzten nur so wenige wirklich angesteckt werden. Indem dieser Versuch hier gemacht wird, sol von einer etwaigen Ansteckung durch Nerven-Sympathie ganz abstrahirt und nur die Ansteckung durch einen materiellen Stoff berücksichtigt werden.

Das Cholera-Contagium gehört bekanntlich nicht zu denjenigen ansteckenden Stoffen, für welche der nämliche Körper nur einmal im Leben empfänglich ist; ebensowenig auch wird der Körper dagegen durch andere Krankheiten geschützt, wie dies bei den übrigen Contagien der Fall ist; man will im Gegentheil bemerkt haben, dass Individuen, die an irgend einer anderen Krankheit leiden, für die Cholera um so mehr empfänglich sind. Nichts destoweniger soll das Cholera-Gift unter gesunden Personen nur hin und wieder den einen und den anderen ergreifen, über die grössere Mehrzahl aber keine Macht haben und sich mithin nicht blos von allen anderen Contagien sondern von allen chemischen und organischen Agentien auf eine ganz besondere, schwer zu begreifende Weise unterscheiden. Es muss erlaubt sein, eine solche Abweichung von den bisher beobachteten Erscheinungen der Natur von vorn herein zu bezweifeln und zu untersuchen, ob nicht diese angebliche Anomalie etwa nur eine scheinbare sei.

Man erlaube mir zu dem Ende folgende Darstellung.

Gesetzt, die erste unmittelbare Wirkung des Cholera-Giftes bestände darin, dass es ausser jener erhöhten Reizbarkeit des Abdominal-Nerven-Systems, welche überhaupt nicht selten im Gefolge krankmachender Einflüsse zu sein pflegt, ganz besonders eine Verstimmung oder Veränderung in den Functionen der Milz und der Leber hervorbrächte und zwar dergestalt, dass ein dickeres, weniger seroses, mehr carbonisirtes Blut in die Pfortader geführt und in der Leber eine grössere Menge von Galle und diese von schärferer, reizenderer Beschaffenheit abgesondert würde; so würden mancherlei Beschwerden des Unterleibes die nächsten Folgen davon sein, nämlich Drücken, Spannung, Gefühl von Kälte in der Gegend des Sonnengeflechtes, vielleicht auch krampfhaftes Ziehen in den Gliedern oder auch Bauchschmerzen, Durchfall, Uebelkeit, zuletzt gallichtes Erbrechen, also ene Erscheinungen, die man schon lange mit dem Namen der Brechruhr (*cholera morbus*) bezeichnet hat. Alle diese Zufälle aber würden in um so milderer Gestalt sich zeigen, je mehr das ergriffene Individuum von Natur eines ungeschwächten Nervensystems und überhaupt einer günstigen Leibesbeschaffenheit sich erfreute, namentlich ein wohlgemischtes mildes Blut, eine gesunde Leber, eine freundliche Gemüthsstimmung und gute Verdauungswerkzeuge besässe, auch gewohnt wäre, eine verständige Sorge und Aufmerksamkeit auf den eigenen Körper zu richten und in Fällen von Unpässlichkeiten sofort zu strenger Diät und geeigneten Gegenmitteln seine Zuflucht zu nehmen.

Träfe dagegen das Contagium auf ein Individuum von nicht so günstiger Constitution, mit geschwächtem Nerven-System, oder dickem, scharfem Blute und fehlerhafter Leber-Secretion, von cholerischem oder melancholischem Temperamente und schlechten Verdauungswerkzeugen, dabei vielleicht der Unmässigkeit im Essen und Trinken ergeben, oder doch zu sorglos über den eigenen Gesundheitszustand, so würden nicht nur begreiflicher Weise alle jene krankhaften Erscheinungen zu um so grösserer Heftigkeit sich steigern, sondern es könnte nun auch das Uebel jenen Grad der Höhe erreichen, wo die eigentlichen Symptome der asiatischen Cholera zum Vorschein kämen. Indem nämlich die Gallengefässe vor der scharfen ätzenden Beschaffenheit der Galle und zugleich von dem krampfhaft erhöheten Nervenreiz sich verschlössen, könnte die Galle nicht mehr ihren Abfluss in den Darmkanal nehmen, sondern würde in der Leber zurückgehalten und bewirkte nun durch ihren Eintritt in die Circulation alle jene fürchterlichen Zufälle, die oben beschrieben worden sind.

Wollte man endlich noch annehmen, dass das Contagium, wenn es von der Luft entführt auf mässige Entfernungen fortgetragen würde, an Intensität verlöre und nur jene leichteren Uebel hervorbrächte, dagegen um so energischer wirkte, je unmittelbarer und substanzieller es von Körper zu Körper gebracht würde, so liessen sich durch alle diese keinesweges unwahrscheinlichen Annahmen jene sämmtlichen Erscheinungen vollkommen erklären und in Einklang setzen, welche bisher für unerklärlich gehalten worden sind.

Es würde sich dann begreifen lassen, warum vor dem wirklichen Ausbruche der Cholera an Orten, die der angesteckten Gegend nahe lagen, jene mancherlei gastrisch-biliosen Krankheitszufälle vorherzugehen pflegen.

Es würde ferner die Verwandtschaft zwischen der sogenannten sporadischen und der asiatischen Cholera nachgewiesen sein.

Man würde drittens nicht mehr zu der unwahrscheinlichen Voraussetzung, dass das Cholera-Gift nur wenige ergreife, seine Zuflucht zu nehmen brauchen, sondern alle jene mancherlei Unpässlichkeiten und körperlichen Verstimmungen, denen mehr oder weniger alle, die mit Cholera-Kranken in Berührung kommen, unterworfen sind und die an den angesteckten Orten und namentlich zur Zeit der Culmination der Krankheit die Mehrzahl aller Einwohner zu befallen pflegen, als Folgen wahrer Ansteckung betrachten, die jedoch bei gesunden und vorsichtigen Individuen nicht gleich ihre verderblichsten Wirkungen hervorbringe, sondern durch den rechtzeitigen Gebrauch geeigneter Mittel leicht beseitiget werden könne.

Man würde viertens es ganz natürlich finden, nicht nur, dass Personen von gewissen kränklichen Leibesbeschaffenheiten, oder von unmässigem und ausschweifendem Lebenswandel, oder die auf ihre Gesundheit wenig Sorgfalt verwenden können oder wollen, vorzugsweise den heftigeren Angriffen des Contagiums ausgesetzt sind, sondern auch, dass an sich geringfügige Umstände, wie kleine Diätfehler, Gemüthsbewegungen, Erkältungen und dergleichen plötzlich den Ausbruch der Krankheit in ihrer ganzen Bösartigkeit veranlassen können, indem es, wenn einmal das Contagium in dem Körper aufgenommen ist, nur eines unbedeutenden Reizes bedarf, um seine Wirkung bis zu dem Grade zu steigern, dass der Krampf in den Lebergängen erfolgt.

Endlich fünftens aber — und dies ist die Hauptsache, — würde hinsichtlich der Vorkehr, der Heilung und der Nachkur ein rationell-begründetes Verfahren Statt finden können, und man würde ferner weder in roher Empirie nach specifischen Mitteln alle drei Reiche der Natur zu durchwandern nöthig haben, noch auch in der schulgerechten Absicht, um dem unbekannten Feinde nach seiner scheinbaren Individualität zu begegnen, sich in einen fruchtlosen experimentirenden Kampf mit Symptomen weiter einlassen dürfen.

Und so wären wir denn zu den Punkten gelangt, auf welche es hauptsächlich, oder vielmehr einzig und allein ankommt, nämlich zur Untersuchung ob und wie die Cholera abgewehrt und wie sie geheilt werden könne.

X. Abwehr.

Dass die Abwehr der Cholera von ganzen Ländern, bis zu deren Grenzen sie vorgedrungen ist, wenigstens sehr schwer sei, hat die Erfahrung hinlänglich bewiesen; und nachdem sie unter so begünstigenden Umständen, als die polnische Insurrektion darbot, sich einmal dem westlichen Europa genähert hatte, musste es bei dem mannichfaltigen öffentlichen und heimlichen Verkehr-der die europäischen Länder mit einander verbindet, fast unmöglich werden, ihr Einhalt zu thun. Am wenigsten aber scheinen schiffbare Ströme geeignet, um sich ihrer zur Verhinderung der Communication zu bedienen; da sogar unwegsam Gebirge, keine sichere Schutzwehr darbieten, selbst wenn man annehmen wollte, dass die gewöhnlichen Pässe durch wachsame treue und unbestechliche Posten jederzeit besetzt werden könnten.

Nichtsdestoweniger ist eine vollkommene Absperrung, wenn sie ganz consequent durchgeführt werden kann, ohne Zweifel noch das sicherste Mittel die Ansteckung abzuhalten. Diesen strengen Sperrmaassregeln verdankt wahrscheinlich Meklenburg, welches im verwichenen Jahre von der Cholera im Halbkreise umgeben war, seine damalige Befreiung, wiewohl ich nicht in Abrede stellen will und auch vorhin schon eingeräumt habe, dass eine solche Immunität möglicher Weise ihren Grund auch in anderen bisher nicht enträthselten Verhältnissen haben könne. Aber auch andere grössere Landbezirke, die von allen Seiten bedrohet waren, sind von der Cholera nicht heimgesucht worden, weil sie den ohnehin schon schwächeren Verkehr mit dem angesteckten Umlande in jener Zeit ganz abgebrochen hatten. Mir ist namentlich ein grösserer District bekannt, von welchem im Sommer vorigen Jahres, als die Cholera an drei Punkten, die einen Halbzirkel um jene Gegend bilden, sehr verheerend herrschte, durch strenge Befolgung der angeordneten Sperrmaassregeln die Seuche glücklich abgehalten ist, wiewohl gerade damals gastrisch-biliose Krankheitsfälle, und darunter namentlich die gallichte Brechruhr dort so allgemein grassirten, dass in vielen Ortschaften kein Haus und in manchem Hause kein Individuum davon verschont blieb. Eine Erscheinung, die man mit der damals nahen Cholera wohl in Zusammenhang bringen kann, wenn man annehmen will, dass das Contagium, zwar von der Luft herbeigeführt, aber durch die beträchtliche Entfernung so gemildert worden sei, dass es seine volle verderbliche Wirkung nicht habe äussern können.

Aber auch in bereits angesteckten Gegenden und Städten hat strenge Absperrung der einzelnen Ortschaften oder Häuser unzweifelhaften Schutz gewährt.

Wo jedoch diese strenge Absperrung nicht durchzuführen ist, da wird wenigstens ein sorgfältiges Desinfections-Verfahren eintreten können. Namentlich sollten Schiffe und Fuhrwerke aus angesteckten Gegenden auf's vorsichtigste und so stark durchgeräuchert werden, dass die darauf befindlichen Insekten wo möglich getödtet, jedenfalls ihres Ansteckungsstoffes beraubt würden. Aber auch in den Lazarethen, in den Krankenstuben, von den Aerzten, den Krankenwärtern, den Leichenbesorgern, bei den Nachbaren angesteckter Wohnungen und bei Allen, die sich in Zeiten naher Gefahr zu schützen wünschen, sollten öftere Räucherungen nicht verabsäumt werden.

Ueber die neutralisirende Kraft, welche das Chlor auf animalische Effluvien ausübt, findet wohl kein Zweifel mehr Statt; und wie dasselbe das Cholera-Contagium, wenn es in der Luft suspendirt ist, zu zerstören vermag, so wird es dieses auch, wenn es bereits eingeathmet sein sollte, in den Lungen unwirksam zu machen im Stande sein. Ja, ich glaube nicht zweifeln zu dürfen, dass es auch im Magen darauf wirken könne und bin daher geneigt, der Salzsäure und dem Chlorwasser eine besondere schützende Kraft beizumessen. Gewiss ist wenigstens, dass die Salzsäure in jenen hartnäckigen, gallichten Durchfällen, die von einem wunderlichen Appetite, nicht zu stillendem Durste, schleimig belegter Zunge, dickem zähem Speichel und oft starken Schweissen begleitet zu sein pflegen und sich in der heissen Jahreszeit nicht selten einfinden, ganz ausserordentliche schnelle Dienste leistet, so dass nach mehrwöchentlicher, ja monatlanger vergeblicher Anwendung aller möglichen Mittel, die Salzsäure in 24 Stunden das Uebel hebt und zugleich den geschwächten und ermatteten Körper auf eine fast wunderbare Weise wieder erfrischt. Es lässt sich dies auch wohl erklären. Bekanntlich enthält der gesunde Magensaft eine nicht unbeträchtliche Menge von Salzsäure; diese findet sich auch in dem Speisebrei noch vor, verschwindet jedoch immer mehr nach Maassgabe als der Chymus in den dünnen Gedärmen vorrückt, und wird nachher höchst wahrscheinlich von den alkalischen Bestandtheilen der Galle neutralisirt. In allen Fällen also, wo entweder der Magensaft nicht die erforderliche Menge von Salzsäure enthält, oder auch die Galle in zu grosser Menge oder in zu reizender alkalischer Beschaffenheit abgesondert wird, muss die Salzsäure und zwar ganz auf chemische Weise sich besonders heilsam erweisen. Ausserdem aber scheint es, als wenn sie überhaupt das Abdominal - Nerven - System eigenthümlich zu erfrischen und zu stärken vermöchte. Daher glaube ich denn auch sie, für ein besonderes Schutzmittel gegen die Cholera ansehen zu müssen, indem sie nicht blos die etwa verschluckte Ansteckungs-Materie unschädlich zu machen im Stande ist, sondern auch nach bereits wirklich erfolgter Ansteckung jene gastrisch-biliosen Zufälle, die als mildere Wirkungen des Contagiums angesehen werden dürfrn, schnell und zuverlässig beseitigen und zugleich das aufgeregte Ganglien-System beruhigen und stärken wird. Wer zur Zeit wo die Seuche herrscht bei übrigens vorsichtiger Diät und Vermeidung von Erkältungen täglich einen oder zwei Esslöffel voll einer Mischung von einer Drachme concentrirter Salzsäure und sechs Unzen Pfeffermünzwasser mit etwa einer Unze Althaea-Syrup nehmen will, der wird darin meines Erachtens ein recht wirksames Präservativ finden. Man hat auch Pechpflaster, in die Magengegend gelegt, als Präservativ empfohlen und ich zweifle nicht, dass sie wirksam sein können. Wenigstens leisten sie in jenen langwierigen trockenen Husten, die gewöhnlich Magenhusten genannt zu werden pflegen und in einer durch Gewohnheit fixirten Reizbarkeit des *plexus phrenicus* ihren Grund haben, vortreffliche Dienste. Und wenn man bedenkt, wie wirksam sich beim Keichhusten die Einreibungen der Brechweinstein-Salbe in die Herzgrube beweisen, so dürfte man vermuthen, dass auch diese als Präservativ dienen könnten.

Ueberhaupt werden alle diejenigen Mittel, wenn auch nicht vor der Ansteckung, doch vor dem Ausbruche der Cholera bewahren können, welche eine krampfhafte Aufregung der Unterleibs-Nerven zu verhüten im Stande sind. Wie überdem höchste Mässigkeit, namentlich im Genusse geistiger Getränke, eine strenge Diät mit vorsichtiger Vermeidung alles dessen, was irgend einen ungewöhnlichen oder zu starken Reiz in dem Darmkanale hervorbringen und dadurch auf das Abdominal-Nervensystem erregend wirken könnte, und Bewahrung vor allen heftigeren Gemüthsbewegungen unerlässlich sind, um den verderblichen Wirkungen des Contagiums zu entgehen, ist schon so oft eindringend empfohlen worden, dass es hier einer erneuerten Ermahnung nicht bedürfen wird *).

*) Gewöhnlich pflegt auch als Schutzmittel empfohlen zu werden, dass man sich aller Aengstlichkeit und furchtsamen Besorgniss entschlagen und dagegen guten Muth fassen solle. Auch unterliegt es keinem Zweifel, dass Furcht und Angst gerade auf die Thätigkeit der Leber sehr entschieden einwirken und daher für die Cholera besonders prädisponiren können; indessen ist es nicht minder gewiss, dass es nicht in des Menschen Gewalt steht, sich seinen Gefühlen zu entziehen. Diese kommen ohne Zuthun des Willens aus der natürlichen Beschaffenheit des Begehrungsvermögens und die Vernunft hat nur insoweit Macht über sie, als sie deren Aeusserungen, nämlich Worten und Handlungen den Zügel lassen oder sie im Zaum halten kann. Daher kann zwar der Wille auch dem Furchtsamen die Kraft verleihen, sich selbst zu überwinden und seinen natürlichen Empfindungen zuwider wie ein Muthiger zu handeln; aber er vermag nicht jene natürlichen Empfindungen selbst zu unterdrücken und das Gefühl der Angst in das des Muthes umzuwandeln. Wer also sich vor der Ansteckung fürchtet, der thut wohl sie zu vermeiden; wen aber trotz seiner Furcht die Erfüllung der Pflicht oder Antrieb der Menschlichkeit in die Region der Krankheit treibt, der hat ohne Zweifel noch eines anderen, höheren Schutzes sich zu getrösten, als den blos materielle Präservative gewähren können, eines Schutzes, dem gottesfürchtige Aerzte und Krankenpfleger mit Vertrauen und Ergebung sich zu empfehlen gewiss nicht versäumen werden.

XI. Heilung.

Was nun endlich das Heilverfahren betrifft, so würde dieses, wenn meine Ansicht von der nächsten Ursache der Cholera gegründet ist, ferner wenigstens keiner rathlosen Ungewissheit mehr unterworfen sein. Es gäbe dabei zunächst nur eine einzige dringende Indication, nämlich den vorhandenen Krampf in den Lebergefässen zu heben, damit die Galle wieder ihren natürlichen Abfluss erhalte. Dies wäre das erste, nächste, einzige Ziel, auf welches das ganze Verfahren sich richten müsste und erst, wenn dieses Ziel erreicht wäre, würde es Zeit sein auf eigenthümliche Weise gegen diejenigen besonderen Uebel zu wirken, die sich als Folge des Hauptübels in mannichfaltig verschiedener Art entwickelt haben können.

Also: wenn meine Ansicht die richtige ist; so ist auch das Heilverfahren hinsichtlich seines Zieles klar und folglich leicht; ob aber auch die Heilung leicht sei, wird von mehren anderen Umständen abhängen, namentlich

1) von der eigenthümlichen Leibesbeschaffenheit des Kranken;
2) von der Pflege und Aufmerksamkeit, die ihm nach seinen Verhältnissen zu Theil werden kann;
3) von dem Stadio der Krankheit, worin die ärztliche Hülfe gesucht wird und
4) von den Heilmitteln selbst, deren sich der Arzt bedienen will.

Was den ersten Punkt betrifft, so ist darüber schon vorhin das Nöthige gesagt und sowohl diejenige Leibesbeschaffenheit geschildert worden, bei welcher die Zufälle der Cholera in milderer Gestalt sich zeigen werden, als auch diejenige, bei welcher ein heftigerer und gefährlicherer Verlauf zu erwarten ist.

Eben so wenig bedarf es hier eines besonderen Beweises dass, wie bei jeder bedenklichen Krankheit, so ganz besonders, bei diesem in seinem Anfalle so plötzlichen, in seinen Symptomen so fürchterlichen, in seinem Verlaufe so raschen Uebel, die äusseren Verhältnisse des Kranken und die dadurch bedingte Beschaffenheit der Pflege, welche ihm zu Theil werden kann vom wesentlichsten Einflusse auf günstigen oder ungünstigen, Ausgang sein werden.

Endlich wird es auch nicht nöthig sein ausführlich darzuthun, dass die Heilung einer jeden lebensgefährlichen Krankheit leichter ist, wenn gleich bei ihrem Beginne ärztliche Hülfe gesucht und geleistet wird, als wenn dies erst dann geschieht, wenn die Zufälle bereits einen höheren, wohl gar den höchsten Grad der Heftigkeit erreicht haben.

Bei der Cholera aber kommt noch hinzu, nicht nur, dass die eigenthümliche Gestalt der Krankheit, die fast niemals ohne fortwährendes Erbrechen auftritt, die Wirkung aller innerlich angewendeten Mittel ungemein erschwert; sondern auch dass selbst dann, wenn es dem spät angewendeten Verfahren, — was immer sehr zweifelhaft bleiben wird — noch gelingen sollte, das eigentliche Uebel selbst zu bewältigen, dennoch durch den Aufschub der Hülfe diejenige Gefahr in hohem Grade vermehrt wird, welche von den Folgen der Cholera und den aus ihr sich entwickelnden secundären Krankheiten zu besorgen ist.

Und somit bliebe hier nur noch übrig, von den Heilmitteln zu reden.

Die Heilung kann nur erfolgen, wenn der Krampf in den Lebergefässen gehoben wird; es sind also Mittel indicirt, die diese Wirkung hervorbringen können, und es bietet zunächst die ganze beträchtliche Menge krampfstillender Mittel ihre Dienste an.

Indessen wird es keinesweges gleichgültig sein, zu welchen von diesen man seine Zuflucht nimmt, da, gleichwie der Krampf selbst nach Ursachen und Erscheinungen sehr verschieden sein kann, eben so auch die dagegen angewendeten Mittel in ihrer Wirkungsart von sehr verschiedener Beschaffenheit sind und sein müssen.

Jeder Krampf ist zwar abnorme Zusammenziehung von Muskelfasern, aber er entsteht ebensowohl aus qualitativen als aus quantitativen Veränderungen derjenigen natürlichen Reize, auf welche im gesunden Zustande jene Zusammenziehungen in der zum Lebensprozesse erforderlichen Weise erfolgen sollen.

Die Ursachen des Krampfes können also sein: Mangel an Reiz, Uebermaass des Reizes und veränderte Beschaffenheit des Reizes; und es ist klar, dass in jedem dieser Fälle ein anderes Heilverfahren wird beobachtet werden müssen.

Die Cholera ist bekanntlich von heftigen krampfhaften Zufällen begleitet, welche sowohl die äusseren Gliedmassen als die inneren Theile befallen und zu dem schmerzhaften Leiden der Kranken nicht wenig beitragen. Man würde indessen meines Erachtens sehr irren, wenn man diese Krämpfe für gleichartig mit jenem Krampfe, durch welchen die Gallengefässe verschlossen werden, halten und vorzugsweise das Verfahren auf ihre Beseitigung richten wollte, meinend, dass man dadurch auch die Hebung jenes anderen Krampfes bewirken werde. Dies würde vielleicht nur in dem einzigen Falle geschehen können, wo die Ansteckung in der oben erwähnten Weise blos durch Nerven-Sympathie ohne alles Zuthun eines materiellen Contagiums erfolgt wäre. Diesen besonderen, gewiss sehr seltenen und niemals vorauszusetzenden Fall ausgenommen sind die Muskelkrämpfe des Cholera-Kranken immer nur von secundärer Beschaffenheit; sie sind Folgen des Hauptübels und verschwinden, wie jenes gehoben ist. Sie entstehen aus der Entleerung und Erschlaffung der Arterien, also aus Mangel des gewohnten natürlichen Reizes; der Krampf in den Lebergefässen hingegen, welcher als die nächste Ursache der Krankheit selbst zu betrachten ist, rührt ohne Zweifel von Uebermass oder fremdartiger Beschaffenheit des Reizes her. Daher werden denn auch alle diejenigen krampfstillenden Mittel, die zugleich reizend wirken, in der Cholera höchstwahrscheinlich nur schädlich sein, wie die Asa foetida, die Valeriana, der Moschus, der Kampfer, das Castoreum, die Naphthen, und alle mit Wein oder Weingeist präparirten Medicamente. Nützlich hingegen können sich sowohl diejenigen erweisen, welche allgemein besänftigen und erschlaffen, als auch ganz besonders diejenigen, welche durch specifischen Gegenreiz ableiten.

Unter den Mitteln der ersten Art stehen ohne Zweifel die heissen Bäder oben an; unter denen der anderen Art nimmt wahrscheinlich die Ipecacuanha und der Brechweinstein in ekelmachenden oder auch brechenerregenden Gaben einen der ersten Plätze ein, nächstdem aber mancherlei äussere Ableitungsmittel, Reibungen des ganzen Körpers, Vesicatorien und Rubefacientien, aber auch die kalten Begiessungen und Einwickelungen, vielleicht ganz besonders kalte Spritzbäder auf die Herzgrube gerichtet.

Es kann keinesweges meine Absicht sein, hier ein Heilverfahren in allen seinen Einzelheiten angeben zu wollen, welches in jedem Falle angewendet werden könnte; noch auch darf ich mir anmaassen, Arzneimittel als solche bezeichnen zu wollen, von denen gewisse Hülfe zu erwarten sei; aber ich zweifle nicht, dass praktische Aerzte sehr bald zu einer sicheren und erfolgreichen Behandlungsart und zu wirksamen Heilmitteln gelangen werden, sobald sie nur mit sich selbst im Reinen sind, welches Ziel sie zu verfolgen haben, und nicht mehr, wie bis jetzt, sich genöthigt sehen, ihr Verfahren ohne sicheren Anhalt nur nach Muthmaassungen und einzelnen Symptomen einzurichten. Ob dann die Wirksamkeit solcher Mittel, von denen man bis jetzt will Hülfe bemerkt haben, wie der Zinkblumen, des Wismuth und des Opiums, sich unbedingt bewähren, oder ob man ihre Anwendung auf gewisse Stadien der Krankheit zu beschränken haben, oder endlich ob ihr Gebrauch und namentlich der des Opiums wegen zu befürchtender späterer Folgen immer bedenklich bleiben werde, wird sich dann gleichfalls aus längerer und bestimmterer Erfahrung mit grösserer Gewissheit ergeben. Ich für meinen Theil aber halte es nicht für unmöglich, dass die Nicotiana sich heilsam beweisen könne, da ihre heftigen aber gefahrlosen und schnell vorübergehenden Wirkungen sie ganz geeignet machen, einen kräftigen und rasch ableitenden Gegenreiz hervorzubringen, ohne dass davon für die nachfolgenden Zustände ein nachtheiliger Einfluss zu besorgen wäre.

Denn freilich ist die Sache noch keinesweges damit abgethan, dass die nächste Ursache der Cholera gehoben ist und die ihr ausschliesslich eigenthümlichen Symptome beseitiget sind. Vielmehr beginnt in der Regel nunmehr erst der schwierigere Theil des ärztlichen Wirkens. Denn, die wenigen Fälle ausgenommen, wo die Krankheit gleich im ersten Beginne angegriffen und überwältiget worden ist und also nicht Zeit gehabt hat heftigere secundäre Uebel zu veranlassen, pflegen die mannichfaltigsten und verschiedenartigsten Krankheitszustände und zwar zum Theil von höchst gefährlicher Beschaffenheit sich erst als Nachkrankheiten und Folgen des Hauptübels einzufinden.

In dem zweiten Heft des Cholera-Archivs ist ein ganzes Heer solcher Krankheiten namhaft gemacht, die ein einzelner

Arzt als Folgen der Cholera beobachtet hat, und ich zweifle nicht, dass jene Menge noch durch eine beträchliche Anzahl anderer dort nicht genannter Uebel vermehrt werden könnte. Nichts destoweniger bin ich der Meinung, dass jene grosse Mannichfaltigkeit von Nachkrankheiten füglich unter folgende Haupt-Familien könne geordnet werden:

1) Affectionen des Darmkanals, bewirkt durch die Menge und Schärfe der nach gehobenem Krampfe in den Lebergängen wieder einfliessenden Galle;
2) Stockungen venosen Blutes in einzelnen Theilen und Eingeweiden, besonders in Leber, Milz, Pancreas und Nieren, übergehend in Entzündungen, wenn bei wiederhergestellter Circulation das neu einströmende Blut die Anfüllung in den kleinen Gefässen zu überwältigen nicht vermag;
3) ganz besonders Anhäufungen im Gehirn und daher nach Umständen Gehirn-Entzündungen oder soporose Zufälle und Schlagflüsse;
4) allgemein geschwächtes Nerven-System und daher mancherlei Krankheiten mit nervosem Charakter, wirkliche Nervenfieber und Typhus;
5) Entmischung und Verderbniss des Blutes und der secernirten Säfte; und endlich
6) Nachwirkungen der gegebenen heftigen Medicamente.

Schwerlich dürfte irgend eine Krankheitserscheinung als Folge der Cholera vorkommen, die nicht unter eine der angeführten Gattungen geordnet werden könnte. Zwar werden in den mehrsten Fällen Complicationen stattfinden, die ein gemischtes Verfahren erforderlich machen; immer aber wird meines Erachtens der Arzt sein erstes und nächstes Augenmerk auf die Wirkungen zu richten haben, welche die in vermehrter Menge und reizender Beschaffenheit wieder einfliessende Galle in dem Darmkanal hervorbringen muss; und wie mannichfaltig auch die sonstigen Indicationen sein mögen, niemals wird die Rücksicht dürfen vernachlässigt werden, dass die Schärfe der Galle gemildert und ihre unschädliche Excretion bewerkstelligt werde.

Unter den Mitteln aber, welche dazu angewendet werden können, scheint wiederum die Salzsäure den Vorzug zu verdienen, und zwar um so mehr, als sie auch in den übrigen

Zuständen in keinem Falle schaden, in den unter 4) und 5) gedachten Fällen aber sich ohne Zweifel sehr heilsam beweisen würde. Ueberhaupt aber glaube ich, auf die belebende, erfrischende und die Säfte verbessernde Wirkung dieses einfachen Mittels nicht genug aufmerksam machen zu können.

XII. Schluss.

Ich habe meine Aufgabe beendigt; ob ich sie auch gelöset habe, muss dem Urtheile der Sachverständigen überlassen bleiben. Es war nicht meine Absicht, ein Bild der Krankheit durch Zusammenstellung aller ihrer Erscheinungen zu entwerfen; an solchen Beschreibungen fehlt es nicht; es war auch nicht meine Absicht, ein neues Heilverfahren vorschlagen oder ein bewährtes aus den bisherigen Erfahrungen zusammensetzen zu wollen; ich habe nur versucht, die nächsten Ursachen dieser neuen Pest zu entdecken, und bin dabei lediglich der Spur gefolgt, die ich in den Erscheinungen selbst und in deren Beziehungen finden konnte. Ist mir dieses gelungen, so ist auch der Weg gezeigt, um zu einem sicheren Heilverfahren zu gelangen, das sich bald aus den mannichfaltigen Erfahrungen beobachtender Aerzte zusammenstellen wird. Dass dann in vielen Fällen, wo überhaupt Hülfe möglich ist, geholfen werden könne, leidet wohl keinen Zweifel; keineswegs aber wird dadurch die Krankheit selbst weniger gefahrvoll gemacht werden. Sie ist und bleibt ein furchtbares Uebel, das wahrscheinlich nicht selten aller Mittel spotten und mehrentheils der spätgeleisteten Hülfe widerstehen wird.

Wenn Der, ohne Dessen Willen kein Sperling vom Dache fällt, Seinen Würgengel durch die Welttheile sendet und Millionen durch raschen und qualvollen Tod vor Seinen Richterstuhl ladet, so giebt Er anderen Millionen Gelegenheit, durch Erbarmen und Hülfe sich Ihm wohlgefällig zu machen; alle aber fordert Er auf, in Ehrfurcht und Demuth die Rathschlüsse Seiner Gerechtigkeit und Weisheit anzubeten.

Gedruckt bei Julius Sittenfeld in Berlin.

MIX
Papier | Fördert
gute Waldnutzung
FSC® C083411

Zeitfracht Medien GmbH
Ferdinand-Jühlke-Straße 7
99095 Erfurt, Deutschland
produktsicherheit@kolibri360.de